QUELQUES RECHERCHES

SUR LES CARACTÈRES ANATOMIQUES

DE L'INFLAMMATION

DANS LES TISSUS MOUS;

THÈSE

Présentée et soutenue à la Faculté de Médecine de Paris,
le 8 juillet 1824;

PAR J. F. A. AUGUSTE BOULLAND-LANSEMANT, né à Metz,
Département de la Moselle,

DOCTEUR EN MÉDECINE.

Vitam impendere vero.
Juv., sat. 4, v. 92.

A PARIS,
DE L'IMPRIMERIE DE DIDOT LE JEUNE,
Imprimeur de la Faculté de Médecine, rue des Maçons-Sorbonne, n.° 13.
1824

AU MEILLEUR DES PÈRES,

J. B. LANSEMANT,

Ancien Chirurgien en chef des armées russes.

Comme un gage d'un attachement sans bornes et d'une éternelle reconnaissance.

AUG. BOULLAND-LANSEMANT.

QUELQUES RECHERCHES

SUR LES CARACTÈRES ANATOMIQUES

DE L'INFLAMMATION

DANS LES TISSUS MOUS.

L'ANATOMIE pathologique est certainement regardée aujourd'hui, de l'aveu de tous ceux qui professent l'art de guérir, comme le meilleur moyen d'arriver à la connaissance de la nature des maladies. Sans doute, si la recherche de l'espèce d'organe dont l'altération a donné lieu aux phénomènes morbides pendant la vie doit faciliter l'appréciation de ces mêmes phénomènes et leur classification suivant le degré de leur importance, sans doute aussi la recherche de la nature de cette altération est de la plus haute importance pour déterminer le traitement à employer dans les cas où se présenteront les différens groupes de symptômes correspondans aux différentes espèces d'altérations. Mais la connaissance de ces deux points est-elle toujours facile à acquérir? Les cadavres humains ne peuvent être ouverts juridiquement que vingt-quatre heures après la mort. A cette époque, les solides et les fluides ont déjà éprouvé des altérations profondes dans plusieurs de leurs propriétés. Quelle source féconde d'erreurs peut résulter d'un examen peu attentif, du détail peu circonstancié d'une autopsie! Et lorsqu'on entend, lorsqu'on lit cette simple indication, *tel organe était enflammé*, quels caractères cela peut-il représenter, dans l'état actuel de la science, à l'esprit de celui qui n'a jamais vu cette inflammation? L'eût-il vue encore! comment l'aura-t-il reconnue au milieu des lésions cadavériques produites depuis le moment de la mort? Quelle opinion aura-t-il choisie parmi toutes celles qui auront frappé ses oreilles?

Sans doute plusieurs organes ont été étudiés par des hommes du plus grand mérite, sous le rapport de l'anatomie pathologique, avec assez de soin, avec une attention assez scrupuleuse pour ne laisser aucun doute à l'observateur sur l'espèce d'altération qui se présente à ses yeux; mais le même travail n'a pas été fait pour tous les organes, ou au moins n'a pas été publié.

Ces considérations et le triste embarras dans lequel je me suis si souvent trouvé de ne savoir quelle était l'altération que j'apercevais, m'ont déterminé à tâcher de m'assurer par des expériences quels étaient, dans les différens tissus, les caractères anatomiques des lésions que l'on pouvait produire artificiellement dans les animaux. Quelque difficile que fût la tâche que je m'imposais, quelque faibles que fussent mes moyens pour la remplir, j'ai toujours été soutenu par le désir d'exercer honorablement la profession que j'ai embrassée, et de me rendre digne des leçons que j'ai reçues de mes maîtres. J'ai donc dû chercher d'abord quel était le moyen propre à déterminer l'inflammation la plus simple dans les tissus animaux, sans apporter avec lui des circonstances étrangères; j'ai pensé qu'une lésion mécanique produite par la présence d'un corps étranger était la plus convenable pour remplir mon but. On verra par le résultat qu'elle ne m'a pas également réussi pour tous les organes sur lesquels j'ai expérimenté. Je m'étais aussi proposé d'étendre mes observations à tous les tissus; mais une circonstance imprévue, ayant tout à coup entravé mes expériences, m'a forcé d'arrêter brusquement mon travail et de le restreindre aux tissus mous; encore suis-je loin d'avoir un nombre de faits assez considérable pour en tirer des conclusions satisfaisantes, et suis-je bien loin d'avoir atteint le but que je me proposais;

mais ce but est toujours devant moi ; et quelles que soient les circonstances dans lesquelles je me trouve, je ferai tous mes efforts pour y parvenir. Je ne fais donc ici que présenter le résultat de quelques observations sur les caractères anatomiques de l'inflammation déterminée dans les tissus mous par la présence d'un corps étranger. J'ajouterai que j'ai choisi, pour tous les animaux sur lesquels j'ai expérimenté, le genre de mort qui m'a paru le plus convenable ; la section de la moelle épinière à la sortie du crâne ; et que j'ai toujours fait les autopsies très-peu d'heures après la mort.

TISSU CELLULAIRE.

EXPÉRIENCES.

Chien n.° 1. Le 29 mars 1824, à deux heures après-midi, je plaçai dans le tissu cellulaire sous-cutané des lombes une épine de deux pouces de longueur. L'animal fut tué le 30 mars à deux heures ; j'en fis l'autopsie une heure après la mort, et je trouvai, la peau et la couche musculo-cutanée enlevées, une très-légère tuméfaction répondant exactement au trajet de l'épine. Cette tuméfaction allait en diminuant sur les côtés du trajet, et correspondait à une teinte rouge qui devenait d'autant moins intense qu'elle s'éloignait plus du séjour du corps étranger et qui s'étendait à dix lignes environ de chaque côté de ce point. Ayant enlevé la lame de tissu cellulaire intéressée, et l'ayant regardée à contre-jour, je trouvai la teinte rouge dont je viens de parler formée de larges taches rouges, foncées à leur centre, se décolorant graduellement sur leurs bords, diffuses, qui me produisirent l'effet d'être des infiltrations sanguines. Indépendamment de ces taches, je vis un grand nombre de vaisseaux injectés, mais qui n'étaient pas d'une grande finesse. Lorsque j'incisai le trajet de l'épine, je trouvai ce corps enduit d'une légère couche de pus jaunâtre et visqueux. La cavité était tapissée d'une couche blanchâtre, résistante, assez dense pour pouvoir être soulevée et disséquée à l'aide du scalpel. Le tissu cellulaire, qui lui était sous-jacent, était parcouru par un assez grand nombre de vaisseaux injectés. Les côtés du trajet répondant aux bords de l'épine pouvaient avoir d'épaisseur environ une ligne.

Chien n.° 5. Le 7 avril, à midi, j'introduisis dans le tissu cellulaire sous-cutané des lombes un petit morceau de bois de deux pouces de longueur. Ayant pratiqué plusieurs opérations sur le même animal, il mourut quarante heures après les expériences. J'en fis l'autopsie trois heures après la mort. Je trouvai la rougeur étendue à un pouce au pourtour du trajet de l'épine. Cette couleur était formée du rapprochement de taches rouges, lenticulaires, de diverses grandeurs, toutes, en général, plus foncées que celles que j'observai sur le chien n.° 1, mais variant de teintes entre elles. Les plus larges pouvaient avoir une ligne de diamètre. Le tissu qui leur servait de siége était parcouru d'une très-grande quantité de vaisseaux finement ramifiés, qui se prolongeaient encore au-delà de la teinte rouge. J'ai essayé de rendre cet aspect grossi à la loupe dans la figure n.° 4. Le trajet du corps étranger, incisé, contenait une petite quantité de pus jaune; et la cavité était tapissée d'une couche jaunâtre résistante, ayant absolument, ainsi que le tissu cellulaire sous-jacent, l'aspect que j'ai décrit à l'occasion du chien n.° 1.

Chien n.° 7. Le 10 avril, à midi, je plaçai dans le tissu cellulaire sous-cutané des lombes une épine d'un pouce et demi. L'animal fut tué le 13 avril, trois jours après l'expérience, et l'autopsie faite deux heures après la mort. Je vis, après avoir enlevé la peau et la couche musculo-cutanée, une tumeur oblongue, fluctuante, qui, pendant la dissection, laissa échapper environ une cuillerée d'un pus jaune, épais, consistant. La cavité qui le contenait, ainsi que l'épine, avait deux pouces de longueur sur un pouce de largeur. Les parois étaient intérieurement d'un jaune grisâtre; elles étaient formées de lames friables, parsemées çà et là de quelques taches rouges.

Le tissu cellulaire qui se trouvait sur les côtés de la cavité était épaissi d'environ quatre lignes, dur, résistant, d'un rouge très-intense aux environs de la lésion, mais qui allait en se perdant sur les côtés jusqu'à un demi-pouce à peu près. L'épaississement allait jusqu'à un pouce en diminuant aussi. Je séparai les unes des autres quelques lames de tissu cellulaire, et je pus m'assurer que la teinte rouge était formée d'une grande quantité de taches irrégulières, diffuses, qui allaient en diminuant de nombre, de couleur et d'étendue. On voyait au milieu d'elles quelques vaisseaux injectés tout près de la poche où était contenu le pus, mais plus en dehors on n'en trouvait aucun.

Remarques. En rassemblant les faits que nous venons de rapporter, on pourra reconnaître que l'inflammation du tissu cellulaire occasionnée par la présence d'un corps étranger a toujours été manifestée par la présence de taches rouges, diffuses, plus ou moins foncées, plus ou moins étendues, plus ou moins nombreuses, mais qui existaient constamment; tandis qu'il n'en est pas de même de l'injection, que nous n'avons pas retrouvée alors que le pus était entièrement formé. On verra que la tuméfaction s'est toujours rencontrée, et a toujours été en augmentant; mais que la consistance du tissu n'était pas constamment la même, puisque la couche qui enveloppait l'épine le premier jour était résistante, tandis que le dernier elle était très-friable. Toutefois les environs de la lésion où s'étendait la tuméfaction ont toujours été trouvés d'une densité et d'une résistance beaucoup plus considérable que dans l'état sain. On remarquera encore que le pus trouvé autour de l'épine était jaune, opaque et consistant.

En résumé, nous avons donc toujours trouvé des taches rouges, de l'augmentation de volume, et une densité plus considérable.

MEMBRANES SÉREUSES

§. I. *Plèvre.*

EXPÉRIENCES.

Chien n.° 2. Le 1.er avril, à onze heures du matin, j'introduisis dans la cavité thoracique du côté droit un petit morceau de bois long d'un pouce. L'animal fut tué le 2 avril, vingt-quatre heures après l'expérience, et l'autopsie fut faite une heure après la mort.

Je trouvai, à l'ouverture de la poitrine du côté lésé, la valeur d'une cuillerée de sérosité transparente, mêlée de portions albumineuses blanches, opaques et flottantes. L'épine fut trouvée appliquée sur la surface externe du lobe moyen du poumon, dont elle avait déprimé le tissu de manière à y être logée. Elle était entourée d'une fausse membrane blanche, peu résistante, dont quelques fragmens se trouvaient appliqués sur la plèvre costale correspondante; mais la membrane elle-même ne présentait aucun signe d'altération sensible.

Je décrirai ailleurs l'altération du tissu pulmonaire.

Chien n.° 5. Le 7 avril, à midi, j'introduisis dans le côté droit de la cavité thoracique une épine d'un pouce de longueur. Le chien étant mort quarante heures après l'opération, je fis l'autopsie trois heures après, et je trouvai dans le côté lésé de la poitrine deux cuillerées environ d'un liquide séreux, trouble, mêlé de flocons albumineux, blanchâtres. L'épine était venue se placer à la partie antérieure et inférieure de la poitrine, où elle reposait sur le diaphragme. Le lobe inférieur du poumon était uni à la plèvre susdiaphragmatique et au lobe moyen par des fausses membranes minces, résistantes, assez denses, blanchâtres, et parsemées de quelques petites taches rouges. La plèvre susdiaphragmatique, dans le point en contact avec le corps étranger était tachetée de points rouges plus ou moins étendus.

Détachée du diaphragme, je ne pus y apercevoir aucun épaississement. Sa surface, ainsi que celle du bord inférieur du poumon, examinée à la loupe, présentait de petites granulations.

Le médiastin était parcouru par de nombreux vaisseaux, et l'on y remarquait, dans la portion la plus proche du séjour du corps étranger, de petites taches rouges, foncées, isolées les unes des autres.

Chien n.° 7. Le 10 avril, à midi, j'introduisis dans le côté droit de la cavité thoracique un petit morceau de bois d'un pouce de longueur. L'animal fut tué le 13, trois jours après l'expérience; et à l'autopsie, que je fis deux heures après la mort, je trouvai, du côté lésé, environ une cuillerée d'un liquide laiteux, rougeâtre, opaque, moins consistant que du pus. L'épine s'était placée à la partie inférieure antérieure de la poitrine, entre le bord du poumon et les appendices graisseux qui se trouvent à la partie inférieure du médiastin. La pointe du corps étranger avait perforé le poumon de la surface interne à l'externe, à trois ou quatre lignes de son bord inférieur; la portion qui se trouvait hors du tissu pulmonaire était entourée d'une fausse membrane très-résistante, d'un rouge vif: cette couleur était due à une grande quantité de taches lenticulaires assez larges, absolument semblables à celles que j'ai décrites à l'occasion de l'inflammation du tissu cellulaire, et qui semblaient être une infiltration sanguine.

Les bords des plaies des surfaces interne et externe du poumon étaient d'un rouge très-vif, que la loupe me fit voir formé d'une grande quantité de petites taches du rouge le plus intense.

Les appendices graisseux et le médiastin étaient parcourus par un grand nombre de vaisseaux tortueux très-finement ramifiés; en outre, on remarquait sur les appendices des taches d'un rouge très-vif, extrêmement petites, et très-rapprochées les unes des autres.

Je décrirai la lésion du poumon en parlant des altérations du tissu pulmonaire.

Chien n.° 11. Le 4 mai, à midi, je plaçai dans la cavité thoracique du côté droit une épine longue d'un pouce. L'animal fut tué le 8 mai, quatre jours après l'opération ; j'en fis l'autopsie deux heures après la mort. Le côté lésé de la poitrine contenait environ deux cuillerées d'un liquide opaque, lactescent et rougeâtre, n'ayant pas la consistance du pus. L'épine, qui avait pénétré au-dessous de la quatrième côte, était restée dans ce point de la cavité ; elle se trouvait plongée dans un caillot de sang noir, allongé, de la forme et de la direction du corps étranger : ce caillot était lui-même contenu dans une poche pseudo-membraneuse très-dense, très-résistante, longue de deux pouces sur un pouce de largeur environ. Ses parois étaient épaisses d'une demi-ligne, d'un rouge vif, toutes parsemées de taches arrondies, d'une couleur très-intense. La paroi qui répondait à la plèvre pulmonaire était plus colorée que celle qui répondait à la plèvre costale. La surface extérieure de cette fausse membrane, en rapport avec les plèvres, était à peu près lisse, tandis que la surface intérieure, en contact avec le caillot, présentait des granulations assez saillantes.

On voyait au dessous de la plèvre costale, dans toute l'étendue du côté lésé, des ramifications sanguines d'une finesse extrême et très-nombreuses aux environs du séjour de l'épine. Dans ce point, la membrane séreuse était parsemée de taches rouges de diverses grandeurs, dont les plus larges pouvaient avoir au plus une demi-ligne de diamètre : on en rencontrait de semblables dans quelques points de la partie inferieure de la plèvre. Cette membrane était légèrement opaque, et paraissait plus épaisse dans le point malade que dans le reste de son étendue. La loupe y faisait apercevoir aussi des granulations assez apparentes.

Le point du lobe pulmonaire supérieur correspondant à la poche pseudo-membraneuse était déprimé par toute l'étendue de cette dernière. Là le tissu pulmonaire présentait à l'extérieur une teinte lie de vin, comme recouverte d'une couche laiteuse légère. Sur un des points de la surface déprimée se trouvait un petit caillot de sang noir, circulaire, de six lignes de diamètre, placé entre la poche pseudo-membraneuse et la séreuse pulmonaire.

Cette dernière membrane, détachée du tissu du poumon, et comparée avec une semblable portion enlevée sur un lobe sain, offrait à la loupe une apparence granulée, que l'autre n'avait pas. Le médiastin offrait une teinte rouge générale que le secours de la loupe me montra formée d'une infinité de ramuscules injectés, tortueux et d'une finesse extrême. Au milieu de cette injection se remarquaient de petites taches lenticulaires de diverses grandeurs, semblables à celles dont j'ai parlé plus haut.

Chien n.° 14. Le 18 mai, à midi, j'introduisis dans la cavité thoracique du côté gauche un petit morceau de bois long d'un pouce. Je fis tuer l'animal le 26 mai, à midi, huit jours après l'opération, et j'en fis l'autopsie deux heures après la mort. Le côté lésé de la cavité thoracique contenait environ deux cuillerées d'un liquide opaque, laiteux et rosé.

Je trouvai l'épine appliquée contre la partie antérieure et inférieure du médiastin; mais elle n'était probablement venue s'y placer que dans les derniers temps, car elle n'était maintenue par aucune fausse membrane. Au contraire, aux environs du point par où j'avais introduit le corps étranger dans la cavité thoracique, le poumon adhérait très-fortement à la plèvre costale par des fausses membranes d'une demi-ligne d'épaisseur, très-résistantes, très-denses; elles étaient parsemées d'une multitude de petites taches d'un rouge très-vif, dont quelques-unes étaient disposées en séries linéaires.

La plèvre costale était parsemée, dans tout le côté lésé, de taches rouges, lenticulaires, de diverses grandeurs, et irrégulièrement groupées. (*Voy.* la fig. n.° 7.) En soulevant la membrane, on voyait que les taches étaient contenues dans son tissu. Il n'existait aucune trace d'injection dans cette surface de la cavité; cette portion de la séreuse paraissait un peu épaissie, et présentait à l'œil nu et à la loupe, aux environs des fausses membranes, des granulations assez marquées. De semblables granulations donnaient un aspect chagriné à la plèvre de la face externe du poumon, correspondant aux fausses membranes, ainsi qu'à celle de sa base, qui se trouvait unie à la plèvre susdiaphragmatique par des productions pseudo-membraneuses très-adhérentes.

Les portions antérieure et postérieure du médiastin étaient du rouge le plus intense, et présentaient à la loupe une multitude innombrable d'arborisations tortueuses d'une finesse extrême. (*Voy.* la fig. n.° 6.) L'abondance de cette injection était telle, que toute la surface du médiastin présentait des bosselures inégales.

La portion de plèvres qui recouvrait le côté gauche du péricarde était d'une couleur rouge beaucoup moins intense, mais offrait aussi des arborisations tortueuses de la plus grande finesse, et des taches lenticulaires irrégulièrement dispersées. (*Voy.* la fig. n.° 5.)

Remarques. Si nous comparons entre eux les faits qui viennent d'être rapportés sur l'inflammation de la membrane séreuse thoracique, nous ferons remarquer que le caractère le plus constant qui s'y trouve ne réside pas dans la membrane elle-même, mais bien dans les produits de l'inflammation; car le premier jour nous n'avons trouvé qu'un épanchement séro-albumineux et des fausses membranes, sans altération de la membrane elle-même; et dans tous les faits suivans, nous avons retrouvé un épanchement et de fausses membranes; il est à remarquer en même temps qu'à mesure que l'inflammation a fait des progrès, nous avons vu l'épanchement, de limpide qu'il était le premier jour, devenir successivement trouble, puis lactescent, opaque et rougeâtre; que les fausses membranes, qui étaient blanchâtres le premier jour, se sont peu à peu parsemées de taches d'infiltration sanguine, jusqu'à prendre une couleur rouge de la plus grande vivacité; qu'elles ont pris aussi une plus grande résistance à mesure que l'époque était plus reculée; et qu'enfin une fois nous avons trouvé des caillots de sang à la surface des plèvres.

Après les produits de l'inflammation, nous voyons, relativement au tissu de la séreuse, que l'existence de petites taches rouges lenticulaires est le caractère le plus constamment retrouvé; en effet, il existe de la seconde à la dernière observation, tandis qu'il n'en est pas de même de l'injection, qui ne se trouve pas dans les expériences sur les chiens n.os 5 et 14, où l'on remarquait des points rouges sur les plèvres susdiaphragmatique ou costale. D'ailleurs, si l'on voit, dans les cinq derniers faits, des vaisseaux ramifiés dans le médiastin, il est probable qu'ils n'existaient que dans le tissu cellulaire intermédiaire à ses lames; et ceux qui se faisaient remarquer à travers la plèvre costale dans l'expérience sur le chien n.° 11 lui étaient évidemment sous-jacens. Nous citerons un autre caractère, qui ne se trouve pas placé au premier rang, parce que le secours de la loupe a été nécessaire pour l'apercevoir dans les premiers jours, c'est celui des granulations à la surface de la membrane : ce signe est devenu de plus en plus apparent, de manière à pouvoir être vu à l'œil nu, comme nous l'avons dit dans l'observation sur le chien n.° 14. Enfin nous ferons remarquer un dernier caractère, c'est celui de l'épaississement, qui n'a paru que dans l'avant-dernière observation. La teinte laiteuse qui se faisait remarquer à la surface de la portion déprimée du poumon était évidemment due à l'opacité de la membrane séreuse.

En résumé, nous pouvons dire que l'inflammation la plus intense a été caractérisée par des taches rouges sur la plèvre, de l'injection au-dessous d'elle, des granulations, de l'épaississement, des produits pseudo-membraneux rouges, un épanchement séro-purulent rougeâtre et des caillots sanguins; que le premier degré ne l'était que par les fausses membranes et l'épanchement séro-albumineux; et que, le plus tard que nous ayons observé, on ne voyait que des taches rouges sans injection, de fausses membranes très-résistantes, un épanchement séro-purulent rosé.

§. II. *Péritoine.*

EXPÉRIENCES.

Chien n.° 2. Le 1.er avril, à onze heures du matin, ayant extrait de l'abdomen une anse d'intestin, je la traversai, suivant sa longueur, d'une longue épingle, dont je reployai les extrémités du côté du péritoine. L'animal fut tué vingt-quatre heures après l'opération, et l'autopsie faite une heure après la mort. L'épingle avait été implantée vers la partie moyenne de l'intestin grêle, à égale distance du bord libre et du bord mésentérique.

Le mésentère, correspondant au point lésé, présentait une injection rouge très-marquée, dont les vaisseaux offraient dans quelques points de leurs trajets de petites taches diffuses d'infiltration sanguine. Sur le péritoine, qui recouvrait l'intestin lésé, se voyait une injection fine décroissant du bord mésentérique au bord libre. Le pourtour des ouvertures par où passait l'épingle était garni d'une exsudation jaunâtre, transparente, très-adhérente, en dehors de laquelle se voyait une aréole d'un rouge vif d'une demi-ligne de largeur.

Chien n.° 5. Le 7 avril, à midi, je plaçai, comme dans l'expérience sur le chien n.° 2, une épingle dans une anse intestinale. L'animal mourut quarante heures après l'opération, et à l'autopsie, trois heures après la mort, je trouvai que l'épingle avait pénétré vers la partie moyenne de l'intestin grêle, tout près du bord libre. Les vaisseaux du mésentère correspondans à la lésion étaient finement injectés. Les ouvertures par où sortaient les extrémités de l'épingle étaient garnies d'une exsudation d'un jaune rougeâtre, transparente, très-adhérente à la membrane, et entourée d'une aréole d'un rouge très-foncé, d'une ligne de largeur. Quatre pouces au-dessous et deux pouces au-dessus de la lésion, le péritoine présentait une très-grande quantité de petites stries rouges, toutes parallèles à l'axe de l'intestin, disposées en groupes plus ou moins étendus, plus ou moins serrés. Quelques petits vaisseaux fins se voyaient près du bord mésentérique, affectant une direction inverse des stries précédentes. (*Voy.* la fig. n.° 1.)

Chien n.° 8. Le 12 avril, j'introduisis dans une anse intestinale un petit corps hérissé de pointes métalliques. Le fil destiné à le soutenir fut fixé par-dessus le péritoine aux points de suture qui réunissaient la plaie faite à l'intestin. L'animal fut tué le 15 avril, à midi, trois jours après l'expérience, et l'autopsie eut lieu deux heures après la mort. L'opération avait été pratiquée sur le duodénum, à quelques pouces de l'orifice pylorique.

Le péritoine, en contact avec le fil, était recouvert d'une fausse membrane assez épaisse, dense, résistante, parsemée de taches d'un rouge vif. Cette portion de la membrane séreuse était épaissie, opaque, friable, facile à déchirer; quelques points aux environs présentaient des groupes de petites stries rouges, dirigées parallèlement à l'axe de l'intestin. Je m'assurai qu'elles étaient contenues dans le péritoine, en détachant ce dernier de la couche musculaire sous-jacente.

Chien n.° 14. Le 18 mai, à midi, je traversai une anse intestinale avec une épingle.

L'animal fut tué le 26 mai, à midi, huit jours après l'opération. A l'autopsie, que je fis deux heures après la mort, je trouvai la portion de l'intestin grêle dans laquelle l'épingle avait été introduite, ainsi que deux anses intestinales, intimement unies à l'épiploon réuni en une masse ovoïde, blanchâtre. L'anse où se trouvait l'épingle était tellement accollée à la masse épiploïque, qu'en cherchant à les séparer on déchirait le péritoine intestinal, devenu très-friable, opaque, blanchâtre, et considérablement épaissi. Aux environs de l'épingle se trouvait un petit foyer contenant un pus d'un gris jaunâtre, sale, et dont les parois étaient formées par une fausse membrane épaisse, très-résistante, parsemée de quelques taches rouges.

Remarques. En recherchant au milieu de ces observations quels sont les caractères rencontrés le plus souvent, on est assez embarrassé; il faut encore ici se borner, comme pour la membrane séreuse thoracique, à regarder comme le signe le plus constant l'exsudation pseudo-membraneuse augmentant progressivement de densité et de résistance. Je dois ajouter à cet égard qu'une portion de l'épiploon étant toujours sortie au moment de l'opération, à l'autopsie j'ai toujours trouvé ce repli membraneux réuni en masse blanchâtre, de plus en plus solide et résistante, jusqu'à ressembler à un tissu lardacé dans la dernière observation ; mais nous n'avons plus la coïncidence de l'épanchement, que nous n'avons jamais notée. Faut-il l'attribuer à l'activité de l'absorption péritonéale ? Remarquons en outre que nous n'avons trouvé du pus qu'une seule fois, et dans la dernière observation. Quant au tissu du péritoine, nous voyons que la rougeur que nous avons remarquée dans les trois premières expériences a suivi une marche irrégulière, et en affectant une forme différente ; car, bornée, dans le premier fait, à une aréole rouge, elle a pris dans les deux suivantes la forme de stries linéaires, et enfin elle n'existait plus dans la dernière observation. L'injection disparaît à mesure que l'on avance, et, après avoir diminué dès la seconde observation, elle a tout-à-fait disparu à la troisième ; enfin l'épaississement et la friabilité n'ont été notés que dans les deux derniers faits.

L'irrégularité de ces caractères tient sans doute au mode de lésion que nous avons employé. Voulant agir en même temps et plus particulièrement encore sur la membrane muqueuse intestinale, comme nous en rendrons compte plus tard, nous avons probablement produit une lésion d'une trop petite étendue. Il est donc très-difficile d'indiquer même le moment où le plus de signes se sont réunis. Nous ne pouvons indiquer comme tel que le fait observé sur le chien n.º 8, où se montraient de l'épaississement, de la friabilité, des stries rouges dans la membrane, et au-dessus d'elle une fausse membrane tachetée et résistante.

MEMBRANES SYNOVIALES.

EXPÉRIENCES.

Chien n.º 4. Le 5 avril, à midi, j'introduisis dans la cavité de l'articulation fémoro-tibiale gauche un fragment d'épingle d'un pouce de longueur. Je fis tuer l'animal vingt-quatre heures après l'opération ; j'en fis l'autopsie deux heures après la mort, et je trouvai dans la cavité articulaire une petite quantité de synovie très-visqueuse d'un jaune rougeâtre. Les points de la synoviale qui correspondaient aux extrémités de l'épingle étaient parsemés de vaisseaux très-fins, faciles à apercevoir à l'œil nu et à la loupe. On ne voyait point de cette injection sur les cartilages, mais on en trouvait sur les fibro-cartilages articulaires.

Chien n.º 6. Le 8 avril, à midi, je plaçai dans l'articulation fémoro-tibiale gauche un fragment d'épingle d'un pouce de longueur. L'animal fut tué quarante-huit heures après l'opération. À l'autopsie, je trouvai dans la cavité articulaire une petite quantité de synovie jaune rougeâtre, à laquelle étaient mêlés quelques lambeaux pseudo-membraneux jaunâtres et transparens. La synoviale était injectée de vaisseaux très-déliés, surtout à ses franges, où ils étaient disposés en petits festons. L'injection s'arrêtait brusquement auprès des cartilages; mais à l'aide de la loupe on la suivait très-bien sur les ligamens et les fibro-cartilages.

Chien n.º 11. Le 4 mai, à midi, j'introduisis dans l'articulation fémoro-tibiale gauche un fragment d'épingle long d'un pouce. L'animal fut tué le 8 mai, à midi, quatre jours après l'opération. La cavité articulaire contenait une petite quantité de synovie épaisse, jaune rougeâtre, où se trouvaient quelques portions de fausses membranes jaunâtres assez semblables à du mucus épaissi. Toute la membrane synoviale, excepté celle qui recouvre les cartilages, était injectée de vaisseaux d'une finesse extrême, notamment aux franges, où ils formaient de petits festons. Au milieu de cette injection se remarquaient de petites taches d'un rouge vif, peu étendues et diversement groupées.

Chien n.º 14. Le 18 mai, à midi, je traversai d'une épingle l'articulation fémoro-tibiale gauche. L'animal fut tué le 26 mai, à midi, huit jours après l'opération. À l'autopsie, je trouvai dans la cavité articulaire très-peu d'une synovie rougeâtre, épaisse et visqueuse. La membrane synoviale était recouverte d'une couche comme gélatineuse, rouge, transparente; la synoviale elle-même était épaissie, comme boursoufflée, d'une rougeur intense, parsemée de taches d'un rouge noirâtre. Sa surface était bosselée, et avait un aspect semblable à celui que nous avons déjà vu dans le médiastin très-injecté. La portion de synoviale qui recouvre les cartilages n'offrait aucune altération.

REMARQUES. Nous ferons d'abord observer que nous n'avons jamais trouvé injectée la membrane synoviale qui revêt les cartilages articulaires, sans doute parce qu'elle est trop serrée contre eux pour permettre l'abord du sang dans les petits vaisseaux. D'ailleurs n'avons-nous pas déjà trouvé une différence remarquable en plus dans l'injection et la rougeur du médiastin, comparées à celles de la plèvre costale, immédiatement collée et serrée contre les parois de la poitrine? Nous dirons ensuite que nous avons vu paraître successivement l'injection, puis les taches rouges, qui se sont de plus en plus foncées, puis ces deux caractères unis à l'épaississement : que la synovie s'est de plus en plus épaissie et rougie, mais qu'elle a diminué de quantité; que les fausses membranes ont toujours été transparentes, et qu'enfin elles ont acquis une consistance semblable à celle de la gélatine.

MEMBRANES MUQUEUSES.

Membrane muqueuse intestinale.

EXPÉRIENCES.

Chien n.° 4. Le 5 avril, à midi, je fixai dans une anse intestinale une longue épingle, dont les extrémités furent reployées du côté du péritoine. L'animal fut tué vingt-quatre heures après l'opération, et l'autopsie me fit voir que la membrane muqueuse n'avait éprouvé aucune altération, et n'était recouverte d'aucun produit.

Chien n.° 5. Le 7 avril, à midi, j'introduisis à travers une anse intestinale une longue épingle. Le chien mourut naturellement quarante heures après l'opération, et j'en fis l'autopsie trois heures après la mort. L'épingle avait pénétré vers la moitié de la longueur de l'intestin grêle, près du bord libre de ce canal. Les ouvertures par où passaient ses extrémités étaient distantes d'environ dix lignes. Dans l'intervalle qui les séparait, se trouvait sur la membrane muqueuse une plaque d'une couleur rouge très - vive, longue de huit lignes, large de quatre, irrégulière sur ses bords, dont la couleur tranchait assez avec la teinte générale blanc jaunâtre et rosée de la membrane muqueuse. Cette tache présentait des points beaucoup plus foncés les uns que les autres. Dans une étendue de cinq pouces au-dessous, et de trois pouces au-dessus du point d'implantation du corps étranger, on voyait un assez grand nombre de taches d'un rouge clair, de forme irrégulière, et dont la teinte se fondait sur les bords avec celle du tissu environnant. Elles se trouvaient particulièrement disposées le long du bord libre de l'intestin. (*Voy.* la fig. 2.) La plaque foncée et les taches plus claires dont je viens de parler, examinées à la loupe, étaient formées d'une innombrable quantité de petites pointillures, dont le plus ou moins grand rapprochement formait la teinte plus ou moins vive des taches. (*Voy.* la fig. 3.) L'attention la plus scrupuleuse ne put m'y faire découvrir aucune trace de ramifications vasculaires.

Chien n.° 6. Désirant répéter l'expérience précédente pour voir si j'obtiendrais le même résultat, j'introduisis, le 8 avril, à midi, de la même manière que dans le cas précédent, une longue épingle dans la cavité d'une anse intestinale. L'animal fut tué quarante-huit heures après l'opération, et l'autopsie faite deux heures après la mort. A l'ouverture de l'anse lésée, je ne remarquai pas la moindre trace d'altération sur la membrane muqueuse, aucun produit particulier ne s'y faisait remarquer.

Chien n.° 7. Le 22 avril, à midi, je fixai dans une anse intestinale un petit corps hérissé de pointes métalliques. L'animal fut tué le 25 avril, à midi, trois jours après l'opération. J'en fis l'autopsie deux heures après la mort. L'opération avait été pratiquée sur le duodénum, à quelques pouces de l'orifice pylorique.

La membrane muqueuse dans le point en contact avec les aspérités du corps offrait une teinte rosée, sale, dans une étendue d'un pouce carré environ. Cet espace était parsemé de taches d'un rouge peu intense, se fondant sur leurs bords, irrégulièrement disposées, et qu'on voyait à la loupe formées d'une multitude de petites pointillures rouges plus ou moins rapprochées. L'ouverture par où passait le fil destiné à soutenir le corps étranger offrait à son pourtour une aréole rouge peu étendue. Quelques replis muqueux au-dessus et au-dessous du point lésé présentaient à leur sommet une couleur rouge claire, qui, ainsi que l'aréole dont je viens de parler, étaient formées d'un grand nombre de pointillures.

Chien n.° 14. Le 18 mai, à midi, je traversai une anse d'intestin avec une longue épingle. Je fis tuer l'animal le 26 mai, à midi, huit jours après l'opération, et à l'autopsie, que je fis deux heures après la mort, je trouvai la membrane muqueuse ne présentant aucune altération, ni en couleur, ni en épaisseur, ni en consistance.

Membrane muqueuse des voies aériennes.

Chien n.° 10. Le 30 avril, à midi, j'introduisis une anse de fil dans l'intérieur de la trachée-artère. L'animal fut tué le 4 mai, à midi, quatre jours après l'opération. L'autopsie eut lieu deux heures après la mort. L'anse de fil, qui se trouvait à un pouce au-dessous du larynx, comprenait quatre arceaux cartilagineux. Les ouvertures par lesquelles passaient les extrémités étaient distantes d'environ huit lignes. Dans cet espace, ainsi que quelques lignes au-dessus et au-dessous de la lésion, la membrane muqueuse présentait une teinte d'un rouge vif, irrégulièrement foncée; cette teinte, examinée à la loupe, était formée d'une multitude de petites pointillures rouges plus ou moins rapprochées les uns des autres, en formant des groupes plus ou moins serrés. On suivait de ces petits amas de pointillures jusque sur les cordes vocales ; ils étaient, dans tout le larynx, isolés les uns des autres. Dans la partie de la trachée inférieure à la lésion, on ne trouvait qu'un très-petit nombre de ces points rouges. On voyait, en outre, dans les espaces intercartilagineux, des vaisseaux très-finement ramifiés, évidemment sous-jacens à la membrane muqueuse, qu'on pouvait enlever sans qu'ils la suivissent. Autour de la lésion produite immédiatement par le fil, la membrane était manifestement épaissie ; on pouvait, plus facilement que dans le reste de la trachée, la déchirer au moyen d'une pince.

Chien n.° 15. Le 10 mai, à midi, j'introduisis dans la trachée-artère une longue épingle, dont les extrémités furent reployées en dehors de ce canal. L'animal fut tué le 17 mai, à midi, sept jours après l'opération, et l'autopsie faite deux heures après la mort. L'épingle avait pénétré à un pouce au-dessous du larynx, et avait compris dans son trajet trois arceaux cartilagineux. Le larynx contenait une assez grande quantité de mucosités rougeâtres et transparentes. La membrane muqueuse, dans un espace de huit lignes de longueur environ sur quatre de largeur, était du rouge le plus vif. Cet rougeur, très-intense le long du trajet de l'épingle, se perdait peu à peu en s'en écartant. Les points les plus colorés, comme ceux qui l'étaient le moins, examinés à la loupe, parurent formés d'une grande quantité de pointillures rouges formant des groupes d'une teinte plus ou moins vive. On ne voyait dans le lieu même de la lésion aucune trace d'injection, mais seulement aux environs se trouvaient quelques petits vaisseaux évidemment sous-jacens à la membrane muqueuse. Dans le larynx et la partie inférieure, on n'apercevait ni taches rouges, ni injection. Les bords des ouvertures par où passaient les extrémités de l'épingle présentaient un épaississement d'une demi-ligne environ, qui allait en se perdant sur les côtés. Ces points épaissis étaient un peu friables, et plus faciles à enlever que le reste de la membrane.

Chien n.° 20. Le 28 mai, à midi, j'introduisis dans la trachée-artère une longue épingle. L'animal fut tué le 7 juin, à midi, dix jours après l'opération, et j'en fis l'autopsie deux heures après la mort. L'épingle, qui comprenait dans son anse, cinq anneaux cartilagineux, avait pénétré à un pouce au-dessous du larynx. La trachée contenait plusieurs espèces de produits; d'abord une assez grande quantité de mucus transparent, filant et rougeâtre; au-dessous de celui-ci se trouvait une couche de mucus plus épais, rougeâtre aussi, mais encore transparent; enfin immédiatement sur la membrane muqueuse, on remarquait une couche très-mince d'une matière opaque, d'un jaune rougeâtre, semblable à du pus, et qu'on enlevait facilement en râclant légèrement avec la lame d'un scalpel.

La membrane offrait une teinte jaunâtre dans tout le trajet de l'épingle : cette teinte allait en s'affaiblissant à mesure qu'on s'éloiloignait de ce point. Autour du lieu lésé on remarquait des taches d'un rouge violacé situées profondément dans le tissu de la membrane; ce que je jugeai par la teinte blanche jaunâtre qui les recouvrait, et ce dont je m'assurai en enlevant la membrane.

Son tissu, autour des ouvertures par où passait l'épingle, ainsi que dans un point qui avait été érodé par la présence du corps étranger, était épaissi, un peu transparent, friable, d'une teinte jaune rougeâtre, et offrait quelques pointillures extrêmement fines placées immédiatement sur les bords des ouvertures.

Nulle part on ne trouvait d'injection.

Remarques. On peut voir, d'après les faits qui viennent d'être exposés, combien il nous a été difficile d'obtenir l'inflammation de la membrane muqueuse intestinale par des moyens mécaniques; il faut sans doute attribuer l'insuffisance de ces résultats à l'organisation particulière des chiens, au genre de substances dont ils se nourrissent. En effet, la membrane muqueuse de leur canal intestinal est d'une épaisseur remarquable; elle est, la plupart du temps, en contact avec les aspérités des os que ces animaux broient à peine avec leurs dents; aussi voyons-nous que, sur cinq expériences, deux seulement nous ont fourni une altération appréciable ; encore devons-nous faire remarquer que, des deux chiens qui sont le sujet de ces observations, l'un a succombé à des opérations que d'autres ont supportées beaucoup plus long-temps; d'où l'on peut croire qu'il se trouvait dans une disposition particulière, et que chez l'autre nous avons employé un moyen qui nous paraissait devoir être plus irritant, sans cependant obtenir une inflammation très-vive. D'un autre côté, nous voyons que les mêmes moyens employés pour léser la membrane muqueuse aérienne ont eu constamment un résultat appréciable.

Quoi qu'il en soit, nous ferons remarquer que, s'il a existé des produits sur la membrane muqueuse intestinale, nous n'avons pu les voir, puisqu'ils ont dû être entraînés par le passage des matières alimentaires ; ou que, s'ils étaient mêlés à ces mêmes matières, nous n'avons pu les en distinguer ; que donc, toutes les fois que nous avons obtenu un résultat appréciable, nous avons observé, soit sur la membrane muqueuse intestinale, soit sur la membrane muqueuse trachéale, une rougeur vive ; que cette rougeur était toujours formée d'une grande quantité de petites pointillures rouges, dont le plus ou moins grand rapprochement formait la plus ou moins grande intensité de la teinte. Un seul cas est excepté de ceux-ci, c'est celui du chien n.° 20, où la teinte était jaune, et les taches violacées, sans pointillures. Quelques-unes de ces dernières ne se remarquaient que sur les bords des plaies. N'est-il pas rationnel de croire que, l'animal ayant été tué très-tard, dix jours après l'opération, il s'était déjà produit le même phénomène que l'on remarque dans la résolution des ecchymoses? D'ailleurs nous avons vu les signes d'inflammation diminuer d'intensité à mesure que nous avancions et qu'il se formait des produits sécrétés. En effet, dès la seconde observation sur la muqueuse aérienne, nous ne retrouvons plus les taches rouges du larynx et de la partie inférieure de la trachée, et l'injection était bornée aux environs de la lésion. Faisons observer aussi que, dans les lésions de la muqueuse aérienne, nous avons toujours remarqué de l'épaississement accompagné de friabilité, et que le dernier jour les bords des plaies étaient légèrement transparens.

Enfin, relativement aux produits trouvés sur cette membrane, nous les avons vus passer d'une mucosité roussâtre et limpide à un mucus plus épais, et enfin à une matière jaune roussâtre, analogue au pus.

En résumé, nous pouvons dire que, relativement au tissu des membranes muqueuses, le caractère le plus constant que nous avons observé est la rougeur formée de pointillures; ensuite l'injection au-dessous d'elles, l'épaississement et la friabilité, en faisant remarquer que nous n'avons jamais trouvé ni l'une ni les deux autres dans la muqueuse alimentaire.

Relativement aux produits sécrétés par ces membranes, nous dirons que le mucus s'est de plus en plus épaissi, et qu'en dernier lieu nous avons trouvé une matière jaune roussâtre, analogue au pus.

PEAU.

EXPÉRIENCES.

Chien n.° 1. Le 29 mars, à deux heures après-midi, j'introduisis dans le tissu de la peau du dos un fragment d'épingle de six lignes de longueur. L'animal ayant été tué vingt-quatre heures après l'expérience, je ne trouvai aucune altération sensible dans la portion de peau lésée.

Chien n.° 5. Le 7 avril, à midi, j'introduisis dans la peau du dos une épingle longue d'un pouce. L'animal étant mort quarante heures après l'opération, je trouvai le point dans lequel j'avais placé l'épingle d'une teinte rosée, qui semblait due à une petite quantité de sang infiltrée dans le tissu du derme.

Chien n.° 10. Le 30 avril, à midi, je plaçai dans la peau du dos une épingle longue d'un pouce. Je fis tuer l'animal le 4 mai, quatre jours après l'expérience. A l'autopsie, je trouvai le tissu cutané, où était implantée l'épingle, rosé et un peu transparent.

Chien n.° 1 . Le 26 mai, à midi, j'implantai une épingle d'un pouce dans la peau des lombes. L'animal fut tué le 5 juin, onze jours après l'opération. L'autopsie, faite deux heures après la mort, me fit voir le tissu cutané où avait séjourné l'épingle épaissi d'une demi-ligne environ, tandis que la peau, saine, n'avait qu'un quart de ligne d'épaisseur. La portion épaissie était durcie, très-résistante, difficile à couper, et laissait écouler à la section une petite quantité de sérosité limpide. Ce tissu était devenu transparent, d'une couleur jaune rougeâtre. Le secours de la loupe faisait apercevoir dans quelques endroits des points rouges, infiniment petits, disposés par groupes irréguliers.

Le trajet du corps étranger contenait une petite quantité d'un pus jaunâtre, peu consistant.

Remarques. En rassemblant ces faits, la première remarque que l'on peut faire est la difficulté éprouvée à enflammer le tissu de la peau. En effet, le premier jour nous n'avons trouvé ni produits, ni altérations dans le tissu; le second jour, seulement une teinte rosée fut observée; et enfin ce n'est que dans la dernière expérience que nous trouvons un produit et une altération remarquables.

Quoi qu'il en soit, nous pouvons indiquer comme le signe le plus constant la teinte rose qui, à la fin, s'était parsemée de petits points rouges. Après elle vient la transparence, et enfin l'épaississement, l'induration et le pus.

TISSUS ARTÉRIEL ET VEINEUX.

EXPÉRIENCES.

Chien n.° 4. Le 5 avril, à midi, je traversai l'artère crurale droite par une anse de fil. L'animal fut tué vingt-quatre heures après l'expérience. A l'autopsie, je trouvai à la surface extérieure du point lésé une couche albumineuse rougeâtre, consistante, qui entourait l'artère. Au-dessous de cette couche, je vis à la loupe la membrane celluleuse parcourue par de petits vaisseaux d'une finesse extrême. Les deux autres membranes ne présentaient [illegible].

Chien n.° 6. Le 8 avril, à midi, je traversai l'artère et la veine crurales droites par une anse de fil. L'animal fut tué quarante-huit heures après l'opération, et l'autopsie faite deux heures après la mort. L'artère et la veine étaient entourées dans le point lésé d'une exsudation albumineuse rouge, très dense, très-résistante, dont j'eus beaucoup de peine à les séparer. La membrane celluleuse de l'artère était rougeâtre; mais les autres n'offraient aucune altération.

La membrane interne de la veine présentait au-dessus du point lésé une petite tache d'un rouge vif, d'une ligne d'étendue. Les deux autres tuniques n'offraient rien de remarquable.

Chien n.° 11. Le 4 mai, à midi, je traversai d'une anse de fil l'artère et la veine crurales droites. L'animal fut tué le 8 à midi, quatre jours après l'opération. A l'autopsie, je trouvai l'artère et la veine environnées du même noyau albumineux dont j'ai parlé plus haut. La membrane externe de l'artère était seule un peu rouge. La membrane interne de la veine présentait, au-dessus et au-dessous du point lésé, une petite tache rouge d'une ligne de longueur sur une demi-ligne de largeur. Rien de remarquable aux autres membranes.

Chien n.° 16. Le 20 mai, à midi, je traversai d'une anse de fil l'artère crurale gauche. J'en plaçai aussi plusieurs à travers la veine jugulaire externe du côté droit. L'animal fut tué le 1.er juin, à midi, douze jours après l'expérience. J'en fis l'autopsie deux heures après la mort. L'artère dans le point lésé était entourée d'une masse assez considérable d'exsudation albumineuse rouge et très-endurcie. La membrane externe était, dans une assez grande étendue, rougeâtre et épaissie. Les bords des ouvertures par où passaient les extrémités de l'anse étaient épais d'une demi-ligne environ, formés d'une matière transparente, d'un rouge très-vif, résistante, et fortement attachée aux membranes du vaisseau. Ces dernières étaient elles-mêmes épaissies dans une étendue d'environ une ligne au pourtour des ouvertures. La membrane interne présentait de l'une à l'autre ouverture une érosion sous forme de sillon linéaire, sans changement de couleur, mais ayant perdu l'aspect lisse du reste de la surface du vaisseau. Cette membrane, aux environs du point dont je viens de parler, était friable et facile à déchirer.

La veine était entourée aussi d'un noyau d'exsudation albumineuse, rouge, et très-résistante. Les ouvertures par où passaient les extrémités des anses de fil comprenaient un espace d'environ huit lignes, dans lequel les parois de la veine étaient épaissies, et notamment au pourtour des ouvertures, où se trouvait une matière transparente très-résistante, d'un jaune rougeâtre, beaucoup moins colorée que celle qui se trouvait à l'artère. La membrane interne présentait dans quelques points des taches rougeâtres; elle était friable, et plus facile à déchirer que dans les points non affectés.

Remarques. En comparant les faits que nous venons de rapporter, il est facile de voir combien il a été plus difficile d'obtenir des résultats pour le tissu artériel que pour le tissu veineux. En effet, à part l'exsudation albumineuse que nous avons constamment rencontrée autour du canal vasculaire des deux espèces, nous voyons que ce n'est que dans la dernière observation que nous avons pu apprécier la lésion de la membrane interne de l'artère, et encore cette lésion était-elle sans changement de couleur. Au contraire, dès la première expérience sur le tissu veineux, nous trouvons une tache rouge sur cette même membrane, et nous voyons encore cette même rougeur dans les deux observations qui suivent. Ce caractère établit une différence marquée entre les lésions que nous avons obtenues sur le tissu artériel et sur le tissu veineux. D'un autre côté, nous trouvons ce rapprochement-ci, que, dans l'un et l'autre, nous avons toujours obtenu une exsudation à la surface extérieure du vaisseau; et qu'au même moment où nous avons obtenu dans l'un l'épaississement, la friabilité et l'exsudation autour des bords de l'ouverture, nous l'avons aussi obtenu dans l'autre.

En résumé, nous pouvons dire, pour le tissu artériel, que nous avons toujours vu à la surface extérieure du vaisseau une exsudation albumineuse, rouge, qui a toujours été en augmentant de densité et de consistance; que la membrane externe, injectée le premier jour, n'a plus eu ensuite qu'une teinte rougeâtre, et qu'elle s'est enfin épaissie; que la membrane interne n'a été trouvée épaissie, friable et érodée que le dernier jour, en même temps qu'a paru une exsudation rouge autour des bords des plaies. Nous dirons, pour le tissu veineux, que nous avons toujours trouvé à l'extérieur du canal une exsudation albumineuse rouge, augmentant progressivement de densité et de résistance; qu'en même temps nous avons toujours vu des taches rouges sur la membrane interne; et qu'enfin, le dernier jour, cette même membrane était épaissie, friable, et qu'on remarquait une exsudation jaune, rosée, résistante, autour des ouvertures.

TISSU PULMONAIRE.

EXPÉRIENCES.

Chien n.° 14. Le 18 mai, à midi, j'introduisis dans la cavité thoracique du côté gauche une épine d'un pouce de longueur. L'animal fut tué le 26 mai, à midi, huit jours après l'expérience.

J'ai déjà dit, à l'occasion de la membrane séreuse thoracique, qu'à l'autopsie j'avais trouvé l'épine placée contre la portion antérieure du mediastin, et qu'il était probable qu'elle n'y était venue que dans les derniers temps, parce qu'elle n'était pas entourée de fausses membranes, tandis qu'il en existait dans un autre point de la cavité thoracique. C'est cette considération qui m'a fait placer la première cette observation.

Toute la surface du poumon de ce côté présentait une teinte jaune rougeâtre, marbrée de taches d'un rouge foncé. A la partie inférieure de son lobe inférieur, près de son bord et aux environs du lieu où je trouvai le corps étranger, se remarquait une tache violacée, de cinq lignes de diamètre. Le tissu pulmonaire, incisé dans ce point, était dense, non crépitant, d'un rouge violacé, ne laissait échapper à la pression aucune bulle d'air, mais bien une sérosité rougeâtre. On distinguait encore la forme des cellules aériennes.

Chien n.° 2. Le 1.er avril, à onze heures du matin, j'introduisis dans le côté droit de la cavité thoracique un petit morceau de bois long d'un pouce. L'animal fut tué vingt-quatre heures après l'expérience, et j'en fis l'autopsie une heure après la mort. L'épine était restée appliquée contre l'un des lobes moyens du poumon, dont elle avait déprimé le tissu de manière à y être enchâssée; tout l'organe pulmonaire présentait à l'extérieur une teinte jaune rougeâtre, marbrée de rouge foncé; des taches d'un rouge plus intense se remarquaient aux environs du lieu lésé, qui lui-même était d'un brun-violet foncé. Cette portion du tissu pulmonaire incisée fut trouvée dense, non crépitante, et présentait des marbrures d'un rouge noir, dont une entre autres avait l'aspect d'un petit caillot de sang; ce tissu laissait exsuder à la pression une sérosité rougeâtre.

Chien n.° 11. Le 4 mai, à midi, j'introduisis dans le côté droit de la cavité thoracique une épine de la longueur d'un pouce. L'animal fut tué le 8 mai, quatre jours après l'opération. A l'autopsie, que je fis deux heures après la mort, je trouvai, comme je l'ai dit plus haut, l'épine entourée d'une poche pseudo-membraneuse qui avait déprimé par toute son étendue le tissu pulmonaire, sur lequel elle était appliquée.

Cette dépression, qui se trouvait placée sur le lobe pulmonaire supérieur, était à l'extérieur d'une teinte lie de vin, comme recouverte d'une couche laiteuse. Tout le pourtour de ce point offrait des marbrures d'un rouge très-foncé sur un fond rouge, qui tous deux diminuaient d'intensité en se répandant sur les autres lobes pulmonaires. Le tissu sous-jacent à la dépression, incisé, était compacte, dense, non crépitant, d'une couleur lie de vin très-foncée, ne laissait exsuder à la pression aucune bulle d'air, mais seulement une sérosité rouge, noirâtre; la partie inférieure du lobe affecté avait une teinte brun-rouge, et laissait échapper peu d'air à la pression. Le reste du poumon était d'une couleur rouge clair et bien crépitant.

Chien n.° 7. Le 10 avril, à midi, je plaçai dans le côté droit de la cavité thoracique une épine longue d'un pouce. Je fis tuer l'animal le 13, à midi, trois jours après l'opération, et je trouvai à l'autopsie, comme je l'ai déjà dit à l'occasion des membranes séreuses, que l'épine était venue se placer à la partie inférieure et antérieure de la poitrine; que là elle s'était introduite dans le poumon, et l'avait perforé à trois ou quatre lignes de son bord inférieur. Dans ce point, le poumon présentait à l'extérieur, depuis son bord inférieur jusqu'à un pouce au-dessus de lui, une teinte lie de vin claire, laiteuse, opaque, qui contrastait d'une manière tranchée avec la teinte transparente jaune rougeâtre, marbrée de rouge et de violet, du reste du poumon. La portion qui offrait cette teinte, étant incisée, présentait l'aspect d'un tissu uniforme, de couleur lie de vin claire, nuancée de jaune dans quelques points; elle était très-dense, compacte, non crépitante; si on la raclait légèrement avec la lame d'un scalpel, ou si on la pressait entre les doigts, il en sortait un liquide opaque, laiteux et rougeâtre. Ce tissu, examiné à la loupe, présentait çà et là de très-petites taches rouges. On n'y pouvait plus distinguer d'organisation celluleuse.

Remarques. Dans la série d'observations que nous venons de rapporter, nous avons dû intervertir l'ordre par nous adopté jusqu'à cette heure, relativement à la présence de plus en plus longue du corps étranger. Nous avons déjà exposé les raisons qui nous ont engagé à placer la première l'observation sur le chien n.° 14; et si nous avons cité la dernière, celle sur le chien n.° 7, c'est que l'épine avait pénétré dans le tissu du poumon, et y avait nécessairement déterminé une lésion d'un ordre plus avancé que dans celle qui la précède. Ceci posé, nous ferons d'abord observer, relativement à la teinte générale du poumon, que, dans tous les cas de lésion de cet organe, nous l'avons trouvé d'une teinte jaune rougeâtre, marbrée de rouge, puis de rouge foncé, puis de rouge-brun, et enfin de violet; tandis que, dans l'état sain de l'espèce d'animaux sur lesquels nous expérimentions, nous l'avons toujours vue d'une teinte jaune rosée, uniforme. Quant à la couleur du point lésé lui-même, nous voyons que, d'abord violacée, elle a passé ensuite au brun-violet foncé, puis au lie de vin laiteux, et enfin au lie de vin clair laiteux : bien entendu que nous ne parlons ici que de la surface extérieure; car, si nous recherchons quelle couleur avait à la section le tissu siége de la lésion, nous le verrons, dans les deux premiers cas, plus rouge qu'à la surface extérieure; dans le troisième, n'offrant que la teinte lie de vin, moins la couche laiteuse due à l'opacité de la membrane séreuse; et, dans le dernier, de la même couleur à l'intérieur qu'à l'extérieur, mais parsemé de très-petits points rouges. Nous voyons, en outre, que la densité du tissu a augmenté jusqu'à présenter à la fin l'aspect d'un tissu uniforme, et à ne plus présenter d'organisation celluleuse; que jamais il ne contenait d'air, et que, même dans la troisième observation, le tissu environnant la lésion n'en contenait qu'une très-petite quantité.

Remarquons enfin, relativement aux produits trouvés dans le tissu lésé, que, dans le premier cas, la pression en faisait sortir une sérosité rougeâtre, que nous retrouvons aussi dans le second plus du sang en caillot; dans le troisième, nous voyons la sérosité devenir rouge noirâtre et enfin, en dernier lieu, se transformer en un liquide opaque, laiteux et rougeâtre, que l'on regardera sans doute comme du pus mêlé à une petite quantité de sang.

En résumé, nous dirons que le signe le plus constant que nous ayons rencontré est l'augmentation de densité et de compacité; que l'une et l'autre ont toujours été en s'accroissant; que la coloration du tissu et du produit ont augmenté aussi jusqu'à un certain point; mais qu'ensuite l'un et l'autre se sont décolorés.

GLANDES

Foie.

EXPÉRIENCES.

Chien n.° 10. Le 30 avril, à midi, j'introduisis dans le foie une longue épingle. L'animal fut tué le 4 mai à midi, quatre jours après l'expérience, et l'autopsie faite deux heures après la mort. L'épingle avait traversé le lobe du foie qui soutient la vésicule biliaire, en se portant de sa face concave à sa face convexe. Le trajet de l'épingle, incisé, présentait des points plus ou moins étendus, d'une rougeur assez vive. Les points où la rougeur était le plus vive, examinés à la loupe, montraient les granulations empreintes elles-mêmes de cette teinte, tandis que, dans d'autres endroits moins colorés, la rougeur était bornée au pourtour des granulations, celles-ci étant d'un jaune foncé.

La teinte générale du foie, soit à la surface extérieure, soit dans son intérieur, n'offraient pas de différence avec l'état sain, c'est-à-dire qu'elle était brun-violet, marbrée de brun-jaune.

Chien n.° 13. Le 10 mai, à midi, j'introduisis une longue épingle dans le tissu du foie. Je fis tuer l'animal le 17 mai à midi, sept jours après l'opération, et j'en fis l'autopsie deux heures après la mort. Je trouvai l'épingle dans le lobe du foie qui soutient la vésicule biliaire, et l'ayant traversé de la face concave à la face convexe. La teinte générale du foie, extérieure et intérieure, n'était pas différente de l'état naturel. Le trajet de l'épingle, incisé, était d'un jaune blanchâtre, sans injections ni taches rouges ; il avait un aspect lisse et brillant, qui semblait dû à la présence d'une fausse membrane dense, résistante, fortement unie au tissu hépatique ; mais qu'on en pouvait cependant séparer avec la pointe d'un scalpel. Le tissu hépatique était, dans une étendue d'une ligne environ, tout autour du trajet d'une couleur jaune foncée, mêlée d'une légère teinte rouge : il était compacte, résistant. En grattant avec la lame d'un scalpel, on enlevait facilement le tissu sain environnant, tandis que la portion altérée persistait, et offrait à l'instrument la résistance d'un tissu élastique.

Rein.

Chien n.° 18. Le 26 mai, à midi j'enfonçai un longue épingle dans le rein gauche. L'animal fut tué le 5 juin, onze jours après l'opération, et j'en fis l'autopsie deux heures après la mort. Je vis que l'épingle avait traversé le rein de sa face antérieure à sa face postérieure, à six lignes de son bord convexe. On voyait à la surface extérieure de cet organe, dans la direction de l'épingle, une ligne décolorée qui contournait le bord convexe, en se portant de l'une à l'autre ouverture. Cette décoloration, d'un blanc jaunâtre, avait une ligne de largeur et présentait dans quelques points de son étendue un lacis de très-petits vaisseaux d'un rouge vif. Le reste de la surface du rein était, comme à celui du côté opposé, marbré de brun-jaune et de brun-rouge foncé. La substance du rein était, dans une étendue d'une demi-ligne autour du trajet de l'épingle, d'un blanc jaunâtre, très-résistante, très-dure. La portion qui se trouvait circonscrite d'un côté par le trajet du corps étranger, et de l'autre par la ligne qui se remarquait à la surface extérieure était, dans une épaisseur d'une ligne, décolorée, d'un blanc jaunâtre, plus résistante que le reste de l'organe, dont la couleur intérieure était, comme celle du rein sain, d'un brun-rougeâtre.

Remarques. Le nombre de faits que nous venons de rapporter est sans doute beaucoup trop petit pour en tirer des conclusions satisfaisantes relativement à la lésion du tissu des glandes. Plusieurs fois je crus avoir intéressé le foie, et à l'autopsie je m'assurai que les corps étrangers n'y avaient pas pénétré. Toujours est-il que l'altération la plus remarquable que nous ayons rencontrée dans les deux organes glandulaires sur lesquels nous avons expérimenté, consistait dans la décoloration de leur tissu, son augmentation de densité et son endurcissement.

TISSU MUSCULAIRE.

EXPÉRIENCES.

Chien n.° 1. Le 29 mars, à deux heures, j'introduisis dans un des muscles de la cuisse gauche un morceau de bois d'un pouce de longueur. L'animal fut tué vingt-quatre heures après l'expérience, et à l'autopsie je m'assurai que l'épine avait pénétré dans le deuxième adducteur. Je vis à la surface extérieure du muscle, dans le point qui répondait au trajet du corps étranger, une teinte d'un rouge clair, beaucoup plus vif que celui du reste du muscle. Ayant incisé le trajet de l'épine, je trouvai une petite quantité de pus rougeâtre dans la cavité, qui était tapissée par une fausse membrane molle, peu résistante, jaunâtre. Le tissu musculaire était, à une petite distance autour de la lésion, d'une teinte violacée; il était devenu friable.

Chien n.° 5. Le 7 avril, à midi, j'introduisis dans les muscles de la cuisse droite un petit morceau de bois long d'un pouce. L'animal mourut quarante heures après l'expérience. J'en fis l'autopsie trois heures après la mort, et je trouvai l'épine enfoncée dans la partie externe du triceps crural. Le trajet contenait une petite quantité de pus rougeâtre. La cavité qui contenait le corps étranger était revêtue d'une fausse membrane d'un jaune rougeâtre, peu épaisse, peu résistante. Le tissu musculaire était, dans une étendue d'une ligne environ autour de la lésion, d'une teinte rouge violacée et friable.

Chien n.° 7. Le 10 avril, à midi, je plaçai dans le muscle grand-fessier gauche une épine d'un pouce. L'animal fut tué le 13, trois jours après l'expérience. L'autopsie fut faite deux heures après la mort. Le trajet de l'épine, incisé, présentait une petite quantité de pus rougeâtre, qui en garnissait la surface. Les parois de la cavité offraient çà et là, dans le tissu musculaire, quelques petites taches rouges, de forme irrégulière, dont la teinte se fondait sur les bords, et qui paraissaient formées de sang infiltré. Dans le point où répondait la pointe de l'épine, on voyait des taches ayant la même disposition que celles dont je viens de parler, mais d'un rouge beaucoup plus intense. Là se trouvaient aussi quelques faisceaux musculaires disséqués par le pus. En général, partout où n'existaient pas les taches rouges, le tissu musculaire était d'une teinte plus pâle que celle du reste du muscle, et était devenu friable.

Chien n.° 11. Le 4 mai, à midi, je plaçai dans le muscle grand-fessier du côté droit une épine d'un pouce. Je fis tuer l'animal le 8, quatre jours après l'expérience. L'autopsie, faite deux heures après la mort, me montra que le morceau de bois avait pénétré au milieu des muscles de la partie externe et supérieure de la cuisse, et avait déterminé un assez grand foyer purulent. Les muscles avaient été détachés les uns des autres par une assez grande quantité de pus de couleur lie de vin claire, mêlée de jaune; le tissu musculaire était pâle, d'un jaune rougeâtre, ramolli, friable, se réduisant facilement en bouillie sous l'effort de la pince. Aux environs du foyer, je trouvai quelques points des muscles violacés, parsemés de stries, parallèles à la direction des fibres, d'un rouge-violet obscur. Ces stries étaient groupées en taches plus ou moins grandes. Le tissu musculaire, ainsi coloré, était moins friable que celui plus rapproché du pus, mais cependant cédait plus facilement à l'action de la pince que le tissu sain.

Remarques. En recherchant quel est le caractère que nous avons rencontré le plus souvent dans les faits précédens, nous trouverons que c'est la friabilité, constatée dans chaque observation; que la coloration n'a pas toujours été la même; car la teinte qui, dans les premiers jours, était violacée, rouge-violacée, avait, sur la fin, passé au jaune rougeâtre. Le tissu musculaire s'était donc foncé au commencement, décoloré à la fin; toutefois la teinte violette pouvait se voir encore dans quelques points aux environs de la lésion;

qu'enfin les taches rouges ne se sont montrées qu'avant l'apparition de la plus grande quantité de pus.

Nous remarquerons aussi que le pus était toujours jaune rougeâtre ou lie de vin.

TISSU LIGAMENTEUX.

EXPÉRIENCES.

Chien n.° 9. Le 28 avril, à midi, je traversai d'une épingle le tendon des muscles jumeaux du côté gauche. L'animal fut tué le 13 mai, à midi, quinze jours après l'opération. Le tendon présentait, dans le point lésé, un petit renflement ovoïde. Le pourtour du trajet du corps étranger était devenu transparent, rosé, parcouru de vaisseaux très-finement injectés; le tissu tendineux environnant était très-dense et durci.

Chien n.° 19. Le 28 mai, à midi, je traversai d'une épingle le tendon des muscles jumeaux des côtés droit et gauche. Obligé, pour terminer mes expériences, de faire tuer l'animal, le 14 juin, à midi, dix-sept jours après l'opération, je trouvai, à l'endroit lésé de l'un et l'autre tendon, un renflement ovoïde assez considérable, très-dur. Le trajet de chaque épingle était formé d'une matière dure transparente, rosée, qui présentait à la loupe quelques petits vaisseaux extrêmement fins. On voyait aussi à la loupe les fibres formant le renflement comme séparées les unes des autres par une matière transparente.

Remarques. Plusieurs expériences sur le tissu fibreux ayant manqué, soit par l'issue trop prompte du corps étranger, soit parce que nous n'avions pas saisi les parties que nous avions l'intention de léser, nous ne pouvons citer que les deux faits précédens. Quelque petit que soit ce nombre pour en tirer des conclusions, toujours est-il que ce que nous avons vu de l'inflammation de ce tissu consistait dans une augmentation de volume et de consistance; dans la transparence et la teinte rosée parsemée de vaissseaux infiniment petits.

TISSU NERVEUX.

§. I.er *Encéphale*

EXPÉRIENCES.

Chien n.° 12. Le 10 mai, à midi, j'enfonçai à travers la bosse pariétale gauche, perforée au moyen d'une vrille, un clou d'un pouce de longueur. L'animal fut tué quarante-huit heures après l'opération. J'en fis l'autopsie deux heures après la mort. Je vis que le corps étranger avait traversé l'hémisphère cérébral gauche de haut en bas, depuis sa surface extérieure jusqu'à la surface supérieure du ventricule latéral du même côté. Toute la substance cérébrale qui formait la paroi de ce trajet était ramollie en une bouillie diffluente, de couleur brun bistre pâle, parsemée de taches d'un rouge vif pour la substance grise, et de couleur jaune-foncé rougeâtre pour la substance blanche. Cette couche, très-mince, était mêlée de petits fragmens opaques, blanchâtres, mous. Au-delà de cette altération, la substance du cerveau n'offrait aucun changement; seulement elle était sablée de points rouges écartés les uns des autres, et parcourue de petits vaisseaux.

La pie-mère était injectée sur toute la surface du cerveau, et présentait dans plusieurs points de larges taches d'un rouge intense. La dure-mère, dans le point perforé, était notablement épaissie et d'une rougeur formée de petites taches lenticulaires, dans une étendue de deux lignes autour des bords de la lésion.

Chien n.° 13. Le 19 mai, à midi, j'introduisis, comme dans le cas précédent, un clou d'un pouce dans l'hémisphère cérébral droit. Je fis tuer l'animal le 24 mai, à midi, cinq jours après l'opération; et à l'autopsie, que je fis deux heures après la mort, je trouvai que le corps étranger avait pénétré dans l'hémisphère droit, absolument comme dans l'observation précédente. Toute la longueur du trajet était revêtue d'une matière molle d'un blanc jaunâtre, assez semblable, pour la couleur et la consistance, à du mucus épaissi. Un filet d'eau dirigé sur elle la soulevait en fragmens légers, irréguliers, sans la détacher entièrement; mais l'ayant enlevée à l'aide du scalpel, elle me parut contenir quelques petits fragmens d'un blanc jaunâtre plus opaques et plus consistans qu'elle. La substance cérébrale sur laquelle cette couche reposait était dans une très-petite étendue, au pourtour de la lésion, très-ramollie, diffluente, se réduisant en bouillie; elle offrait, pour la substance grise, sur un fond brun-foncé, des taches irrégulières d'un rouge vif dans quelques points, noires dans d'autres. La substance blanche était jaune-rougeâtre foncé. Au-delà de ce ramollissement coloré, la substance cérébrale était, dans une étendue d'une ligne environ, un peu ramollie, sans changement de couleur. Le reste du cerveau était sablé de points rouges.

La pie-mère était injectée de vaisseaux très-fins, et parsemée de taches d'un rouge vif. La dure-mère, au bord de l'ouverture, était un peu épaissie, et présentait quelques taches rouges lenticulaires.

Chien n.° 21. Le deux juin, à dix heures du matin, j'introduisis dans l'hémisphère cérébral gauche un clou d'un pouce. L'animal fut tué le 9 juin, à dix heures, sept jours après l'opération, et l'autopsie faite deux heures après la mort. Le corps étranger avait pénétré vers la partie moyenne de la longueur de l'hémisphère gauche, tout près de la face qui correspond à la faux du cerveau. La pointe s'était arrêtée dans le corps calleux. La substance grise que traversait le corps était très-ramollie, diffluente, réduite en une bouillie, brun bistre foncé, mêlée de quelques petits fragmens membraniformes très-minces et jaunâtres. Au-dessous de cette couche, peu épaisse, s'en trouvait une autre un peu moins ramollie, jaune foncé, toute parsemée de taches d'un rouge vif, irrégulières, plus ou moins étendues, que je vis avec le secours de la loupe, formées d'un grand nombre de taches plus petites, inégales entre elles, et de grandeur et d'intensité de couleur. Sous cette seconde couche, s'en trouvait une dernière, moins ramollie encore, mais sans changement de couleur, et ne présentant que quelques petits groupes de taches rouges disséminées rarement çà et là. Le point du corps calleux où avait pénétré la pointe du corps étranger était jaune, tout couvert de taches rouges. En arrière et en haut du trajet du corps, à deux lignes au-dessous de la surface extérieure de l'hémisphère, se trouvait dans la substance grise un petit foyer de trois lignes de diamètre, ramolli, d'un gris jaunâtre, tout parsemé de petits groupes de taches rouges. Un ramollissement incolore très-léger environnait ce petit foyer.

La pie-mère était parcourue par un grand nombre de vaisseaux finement injectés, et présentait, dans plusieurs points, des taches assez larges d'un rouge très-vif, qui, vues à la loupe, étaient formées de groupes de taches infiniment petites. J'ai jusqu'à cette heure attribué à la pie-mère l'injection et la rougeur; je m'en suis assuré en séparant les unes des autres des circonvolutions cérébrales, et je vis l'un et l'autre phénomène se continuer dans leur intervalle; donc ils n'appartenaient pas à l'arachnoïde. La dure-mère, unie à l'arachnoïde, présentait au pourtour de l'ouverture une épaisseur d'une demi-ligne, à laquelle contribuaient, 1.° une exsudation transparente, jaunâtre, résistante, placée à la surface extérieure de la dure-mère; 2.° cette membrane elle-même, épaissie et blanchâtre; 3.° enfin l'arachnoïde, épaissie, opaque et un peu jaunâtre.

Chien n.° 22. Le 2 juin, à dix heures du matin, j'introduisis une longue épingle entre les apophyses épineuses des cinquième et sixième vertèbres dorsales. Je fis tuer l'animal le 11 juin, à dix heures, neuf jours après l'opération; et à l'autopsie, que je fis deux heures après la mort, je m'aperçus que l'épingle, en entrant dans le canal vertébral, s'était coudée, et avait cheminé entre les membranes, dans la cavité arachnoïdienne, l'espace d'un demi-pouce, au côté droit de la moelle. La dure-mère était recouverte, vis-à-vis le séjour de l'épingle, d'une exsudation jaune-rougeâtre assez résistante. La membrane elle-même était rougeâtre et légèrement épaissie. L'arachnoïde contenait, dans le point où siégeait l'épingle, une petite quantité d'un pus de couleur sale, mélangé de gris, de rouge, et de jaune pâle. L'arachnoïde médullaire était recouverte d'une fausse membrane dense, résistante, d'un jaune-rougeâtre, parsemée de taches d'un rouge foncé. La membrane propre de la moelle était injectée d'un grand nombre de petits vaisseaux, qui devenaient d'autant plus rares qu'on s'éloignait plus de la lésion. Je ne pus découvrir aucune opacité à la membrane propre et à l'arachnoïde réunies.

La portion de la moelle correspondant au séjour de l'épingle semblait avoir augmenté de volume. Le cordon blanc du côté droit était à l'extérieur d'une teinte jaunâtre, présentant quelques taches diffuses assez étendues, d'un rouge-jaunâtre clair, où l'on pouvait distinguer, à l'aide de la loupe, quelques vaisseaux excessivement fins. Ce cordon était à l'intérieur blanc-rosé, parsemé de très-petits vaisseaux; sa substance cédait au moindre contact, et se séparait en lambeaux très-ramollis. Le ramollissement se continuait sans changement de couleur, un peu au-dessus et au-dessous du point dont je viens de parler. La substance de la lame grise du même côté était, dans le même point, très-ramollie, diffluente, jaune foncé, parsemée de taches rouges, diffuses, qui présentaient à la loupe de petits vaisseaux injectés et des groupes de points rouges infiniment petits. Au-dessus et au-dessous de ce point, la substance grise reprenait sa couleur naturelle, mais était encore un peu ramollie, et présentait de petits vaisseaux et des points d'un rouge vif, diminuant de nombre à mesure qu'on s'éloignait du lieu malade. La lame grise du côté opposé et les autres cordons blancs étaient un peu ramollis, sans changement de couleur.

Chien n.° 17. Le 29 mai, à midi, j'introduisis entre les apophyses épineuses des quatrième et cinquième vertèbres dorsales une longue épingle. L'animal fut tué le 3 juin, à midi, cinq jours après l'opération : j'en fis l'autopsie deux heures après la mort. L'épingle avait traversé la moelle de la face postérieure à la face antérieure, en entrant par le sillon des racines postérieures du côté droit. La substance grise qui formait la paroi du trajet était diffluente, d'un brun-rougeâtre clair; la substance blanche était un peu moins ramollie, et seulement jaune rougeâtre. A deux lignes au-dessus et au-dessous du trajet, la substance grise était réduite en une bouillie rouge mêlée de jaune, qui à la loupe laissait voir quelques vaisseaux injectés et un grand nombre de petits points de la même couleur : au-delà se remarquait encore une petite portion des substances grises et blanches ramollies, sans altération de couleur.

La dure-mère, ainsi que la membrane propre de la moelle, étaient légèrement épaissies au pourtour des ouvertures par où passait l'épingle.

Remarques. On a pu remarquer que, dans l'ordre des observations sur la moelle épinière, nous avons placé la première celle sur le chien n.° 22, quoique le corps étranger ait séjourné neuf jours dans le canal vertébral; mais, comme la moelle n'avait pas été immédiatement lésée, son altération devait nécessairement être moins avancée que celle de l'obervation suivante; aussi la prendrons-nous pour type du premier degré de l'inflammation, de même que le petit foyer que nous avons dit exister aux environs du trajet du corps étranger dans l'observation sur le chien n.° 21. D'après cela, nous croyons pouvoir dire, relativement à la substance grise, qu'elle s'est d'abord colorée en jaune, puis en jaune-brun, puis en brun bistre clair, et enfin en brun foncé; que les taches rouges dont la teinte était parsemée dans les premiers temps n'ont plus paru ensuite, à mesure que cette même teinte s'est de plus en plus foncée, qu'au-dessous de la couche la plus colorée; que, de ces taches, les unes étaient diffuses, les autres à bords nets; que cette substance s'est constamment ramollie, et de plus en plus jusqu'à se réduire en bouillie diffluente, à mesure qu'elle s'est plus colorée. Nous dirons, relativement à la substance blanche, qu'elle a toujours été d'une teinte moins foncée que la substance grise, n'ayant passé que du jaune clair rougeâtre au jaune-rougeâtre plus foncé; que les taches rouges ne s'y sont montrées que beaucoup plus tard que dans l'autre substance. Nous ferons remarquer en outre que, dans toutes les lésions du cerveau, nous avons trouvé des lambeaux membraniformes en contact immédiat avec le corps étranger; et que, dans les quatre dernières observations, soit sur la moelle, soit sur le cerveau, nous avons rencontré un ramollissement incolore autour du ramollissement coloré.

Si nous jetons un coup-d'œil sur les altérations produites dans les membranes de l'encéphale, nous verrons que la dure-mère s'est épaissie, a présenté des taches rouges, et enfin a donné une exsudation transparente jaune-rougeâtre, résistante; que l'arachnoïde n'a offert de l'épaississement que dans l'observation sur le chien n.° 21, et une fausse membrane, ainsi que du pus, dans celle sur le chien n.° 22; enfin nous verrons qu'il s'est offert de l'injection dans la membrane propre de la moelle et dans la pie-mère, plus des taches rouges dans cette dernière.

En résumé, nous pouvons dire que l'inflammation déterminée dans l'encéphale par la présence d'un corps étranger a toujours été caractérisée par un ramollissement toujours croissant, par une couleur brune pour la substance grise, jaune pour la substance blanche, allant toujours en augmentant, et parsemée de taches rouges et de vaisseaux injectés.

§. II. *Nerfs.*

EXPÉRIENCES.

Chien n.° 3. Le 3 avril, à midi, je traversai d'une anse de fil le nerf sciatique gauche, à un demi-pouce de sa sortie du bassin. L'animal fut tué vingt-quatre heures après l'expérience. A l'autopsie, que je fis deux heures après la mort, je trouvai le point lésé entouré d'une exsudation rougeâtre, consistante, de forme ovoïde; au-dessous d'elle, je vis la lame de tissu cellulaire qui réunit les gros cordons nerveux, épaissie, d'un rouge vif, parsemée de taches d'un rouge foncé. Le névrilème et le tissu nerveux des cordons n'avaient éprouvé aucune altération.

Chien n.° 6. Le 8 avril, à midi, j'introduisis une anse de fil à travers le nerf sciatique droit, à un demi-pouce de sa sortie du bassin. L'animal fut tué quarante-huit heures après l'opération, l'autopsie faite deux heures après la mort. Le nerf, dans le lieu lésé, était entouré d'une exsudation rouge, dense, épaisse, consistante. Le névrilème général était très-rouge et injecté de vaisseaux très-fins, trois ou quatre lignes au-dessus et au-dessous de la lésion. Le névrilème et le tissu des cordons n'étaient pas altérés.

Chien n.° 8. Le 12 avril, à midi, je plaçai une anse de fil dans le nerf sciatique, au même lieu que précédemment. Je fis tuer l'animal le 15 avril, à midi, trois jours après l'opération, et j'en fis l'autopsie deux heures après la mort. La portion lésée était environnée d'une exsudation rouge très-dense et épaisse. Au-dessous de cette couche, le névrilème général était d'un rouge vif, diminuant d'intensité au-dessus et au-dessous du lieu lésé. Le secours de la loupe ne put y faire distinguer d'injection. Le névrilème partiel entourant les cordons était d'une teinte rosée; mais le tissu nerveux n'était pas altéré.

Chien n.° 16. Le 20 mai, à midi, je plaçai en travers du nerf sciatique gauche plusieurs anses de fil, toujours au lieu indiqué plus haut. Je fis tuer l'animal le 1er juin, à midi, douze jours après l'opération; j'en fis l'autopsie deux heures après la mort. Le nerf, dans le point lésé, présentait un renflement ovoïde très-considérable, formé par une substance dure, très-résistante, transparente, rosée, et parsemée de taches rouges diffuses. Cette matière était tellement unie aux cordons nerveux, qu'il était impossible de l'en séparer nettement. Le tissu des cordons était altéré de manière à présenter le même aspect que celui de la substance dont je viens de parler. Il était durci, très-résistant, transparent, d'une teinte rosée, parsemée de taches rouges, dont quelques-unes, à bords nets, pouvaient avoir un quart de ligne de diamètre, et d'autres, plus étendues, diffuses, paraissaient, à la loupe, formées de pointillures excessivement petites.

Remarques. En considérant les faits que nous venons d'exposer, nous voyons que, dans l'ordre des parties altérées, c'est le névrilème général qui l'a été le premier, puis le névrilème partiel des cordons, et enfin le tissu nerveux lui-même; que le névrilème général, constamment environné d'une exsudation rouge de plus en plus épaisse, de plus en plus résistante et transparente à la fin, s'est lui-même épaissi et rougi; qu'il a d'abord présenté des taches rouges, puis de l'injection, puis enfin une teinte rouge uniforme; que, facile à séparer, dans le principe, de l'exsudation qui l'entourait, il s'y est ensuite intimement uni; que le dernier jour enfin nous avons trouvé le tissu nerveux lui-même endurci, transparent, rosé, parsemé de taches rouges de diverses formes, et augmenté de volume.

En résumé, nous pouvons donc dire que le tissu nerveux ne s'est altéré que le dernier, et qu'alors, de mou, blanc et opaque qu'il est dans son état sain, il est devenu dur, résistant, transparent et rosé, parsemé de taches rouges.

RÉSUMÉ GÉNÉRAL.

Si nous jetons un coup-d'œil rapide sur les résultats obtenus pour chaque tissu en particulier, et que nous les comparions entre eux, nous trouverons des différences et des rapprochemens. D'abord nous verrons, quant à la plus ou moins grande facilité que nous avons éprouvée à enflammer les organes, que le plus réfractaire à l'action des moyens mécaniques est certainement la membrane muqueuse intestinale, soit que ce fait dépende de l'organisation particulière des chiens, soit qu'il vienne des fonctions de cette membrane dans tous les animaux où elle existe, qui sont d'être incessamment en rapport avec des corps étrangers. Nous remarquerons ensuite que, relativement au temps que les divers tissus ont exigé pour présenter des altérations remarquables, les plus lâches et les plus vasculaires se sont altérés le plus tôt, les plus denses et les moins vasculaires le plus tard. En suivant cet ordre, nous trouverons successivement le tissu cellulaire sous-cutané, l'encéphale, les muscles, les membranes muqueuses, les synoviales, les séreuses, la membrane interne des veines, celle des artères, et enfin la peau, les nerfs et le tissu ligamenteux. Si maintenant nous considérons les changemens eux-mêmes survenus dans les organes, nous les trouverons de plusieurs espèces, et nous pourrons les ranger sous trois chefs principaux. 1.° *altération de couleur*, 2.° *altération de volume*, 3.° *altération de consistance*.

1.° *Altération de couleur*. Nous dirons que les organes enflammés, comparés entre eux, n'ont pas affecté la même coloration; que, de plus, ce caractère a varié dans le même organe, suivant le degré de l'inflammation. En effet, nous avons non-seulement trouvé que la couleur rouge simple, observée le plus généralement, présentait des modifications particulières, suivant la nature du tissu affecté, mais encore nous l'avons rencontrée mêlée, ou surpassée même par d'autres colorations. Ainsi, dans le principe de l'inflammation, les tissus musculaire et pulmonaire se sont offerts avec une teinte violette; le tissu nerveux de l'encéphale avec une teinte brun clair ou jaune. Dans une période plus avancée, nous avons vu le tissu musculaire jaune-rougeâtre, le tissu pulmonaire, lie de vin claire; la substance grise de l'encéphale, brun foncé; le tissu cellulaire, jaune grisâtre; le tissu glandulaire, jaune ou blanc-jaunâtre. Nous venons de dire que la coloration rouge avait affecté des modifications particulières, suivant la nature du tissu lésé. En effet, si nous procédons des tissus les plus lâches à ceux dont la texture est la plus serrée, nous trouverons la teinte rouge diminuant graduellement d'intensité, et formée de taches de diverses formes, suivant le mode d'organisation: le tissu cellulaire sous-cutané présentant une couleur rouge foncée.

formée de taches diffuses foncées ; les membranes séreuses offrant une teinte rouge, formée, pour la séreuse thoracique, de groupes de points inégaux entre eux ; pour la séreuse intestinale, de stries linéaires ; ce qui doit tenir au plissement de cette membrane, sous l'influence des contractions de la couche musculeuse sous-jacente : nous verrons ensuite la teinte rouge des membranes muqueuses composée de très-petits points égaux entre eux ; ce que nous rapporterons à la présence des villosités : enfin nous trouverons le tissu nerveux des cordons, les tissus cutané et ligamenteux n'offrant plus qu'une teinte rosée, avec des taches diffuses d'un rouge très-clair. Nous ferons observer en outre que ces trois derniers tissus sont devenus transparens.

En somme, nous pouvons dire que tous les organes lésés ont changé de couleur ; que ceux qui, dans l'état naturel, ont une teinte blanche ou faiblement colorée, en ont pris une constamment plus foncée ; que ceux qui sont fortement colorés naturellement se sont d'abord foncés, puis décolorés ensuite ; qu'enfin la teinte a présenté des différences et de couleur et de disposition de la même couleur, suivant l'organisation spéciale du tissu.

2.° *Altération de volume.* Tous les tissus ont augmenté de volume ; ceux disposés en membrane ont surtout présenté ce caractère. Disons cependant que, dans plusieurs, il ne s'est manifesté que dans les derniers temps.

3.° *Altération de consistance.* Ce caractère a présenté diverses modifications, suivant le genre de tissu lésé. Ainsi l'un s'est ramolli, les autres sont devenus friables, quelques-uns se sont endurcis. Le seul organe qui a présenté du ramollissement est l'encéphale, et ce caractère a toujours été en augmentant. Tous les tissus disposés en membranes, la peau seule exceptée, sont devenus friables. Nous placerons dans le même groupe les tissus musculaire et pulmonaire. Dans les tissus endurcis, nous trouverons les glandes, la peau, le tissu nerveux des cordons et le tissu ligamenteux. Nous ferons remarquer enfin que ces divers caractères n'ont été remarqués le plus souvent que dans une période avancée.

Si nous jetons un coup-d'œil sur les produits de l'inflammation, nous verrons qu'en général, à mesure qu'ils étaient plus abondans, les tissus étaient moins colorés ; nous verrons, abstraction faite des autres produits spéciaux, que le pus a présenté des différences remarquables et de couleur et de consistance dans les divers tissus où nous l'avons trouvé ; que, jaune et consistant dans le tissu cellulaire, il était, dans les membranes séreuses, lactescent, rougeâtre, et mêlé de sérosité ; à la surface des muqueuses, jaune, roussâtre ; dans le tissu pulmonaire, laiteux et rougeâtre ; et enfin, dans les muscles, lie de vin claire mêlée de jaune.

Me voici arrivé à la fin du simple exposé des observations que j'ai recueillies ; toutes ont été faites avec le plus de soin que j'ai pu y apporter, et je saisis cette occasion d'adresser mes remercîmens à M. *Philippe Ricord*, et notamment à M. *Adolphe Dalmas*, dont la bonne amitié et l'extrême complaisance m'ont été du plus grand secours dans l'exécution des opérations. Je n'ignore pas combien de lacunes il me reste à remplir, combien de ces expériences doivent être répétées pour acquérir un certain degré de certitude ; mais, quelque peu complet, quelque faible que soit ce premier essai, je m'estimerai assez heureux s'il a pu prouver mon vif désir de m'instruire, ma volonté ferme de chercher la vérité, et s'il peut engager les hommes éclairés à ne pas dédaigner de m'aider de leurs sages conseils.

HIPPOCRATIS APHORISMI

(*edente* BOSQUILLON).

I.

Ad summos morbos, summæ curationes diligentissimè adhibitæ optimè valent. *Sect.* 1, *aph.* 6.

II.

Dolores et febres contingunt magis circa puris generationem quàm eo confecto. *Sect.* 2, *aph.* 47.

III.

In febribus non intermittentibus, si partes externæ sint frigidæ, internæ verò urantur et siti vexentur, lethale est. *Sect.* 4, *aph.* 48.

IV.

Quibus per febres ad dentes viscosa circumnascuntur, iis vehementiores fiunt febres. *Ibid.*, *aph.* 53.

V.

In febribus acutis, convulsiones et circa viscera dolores vehementes, malum. *Ibid.*, *aph.* 66.

VI.

Ex pleuritide peripneumonia, malo est. *Sect.* 7, *aph.* 11.

EXPLICATION DES FIGURES.

FIGURE N.° 1. Anse intestinale du chien n.° 5, vue du côté du péritoine.

FIGURE N.° 2. La même anse, vue du côté de la membrane muqueuse.

FIGURE N.° 3. Portion de plaque rouge de la membrane muqueuse, grossie de cinq diamètres.

FIGURE N.° 4. Injection et taches du tissu cellulaire, grossies de cinq diamètres

FIGURE N.° 5. Injection de la plèvre péricardique, grossie de cinq diamètres.

FIGURE N.° 6. Injection du médiastin, grossie de cinq diamètres.

FIGURE N.° 7. Taches rouges de la plèvre costale, grossies de cinq diamètres.

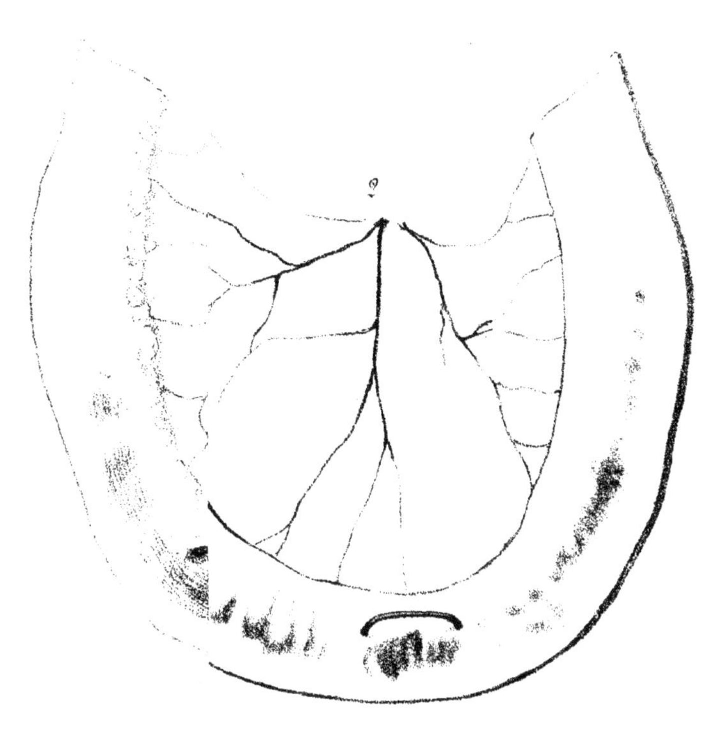

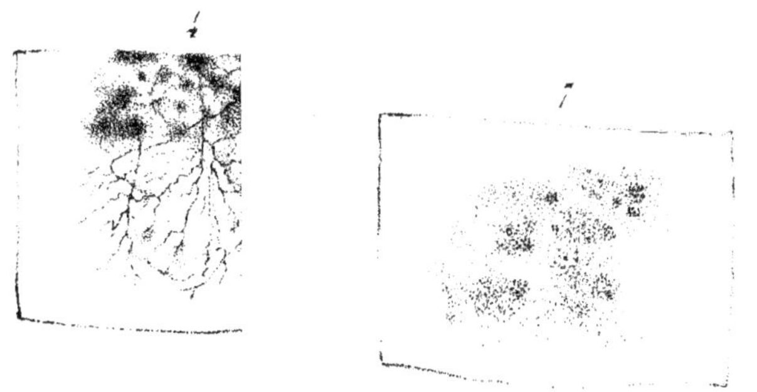

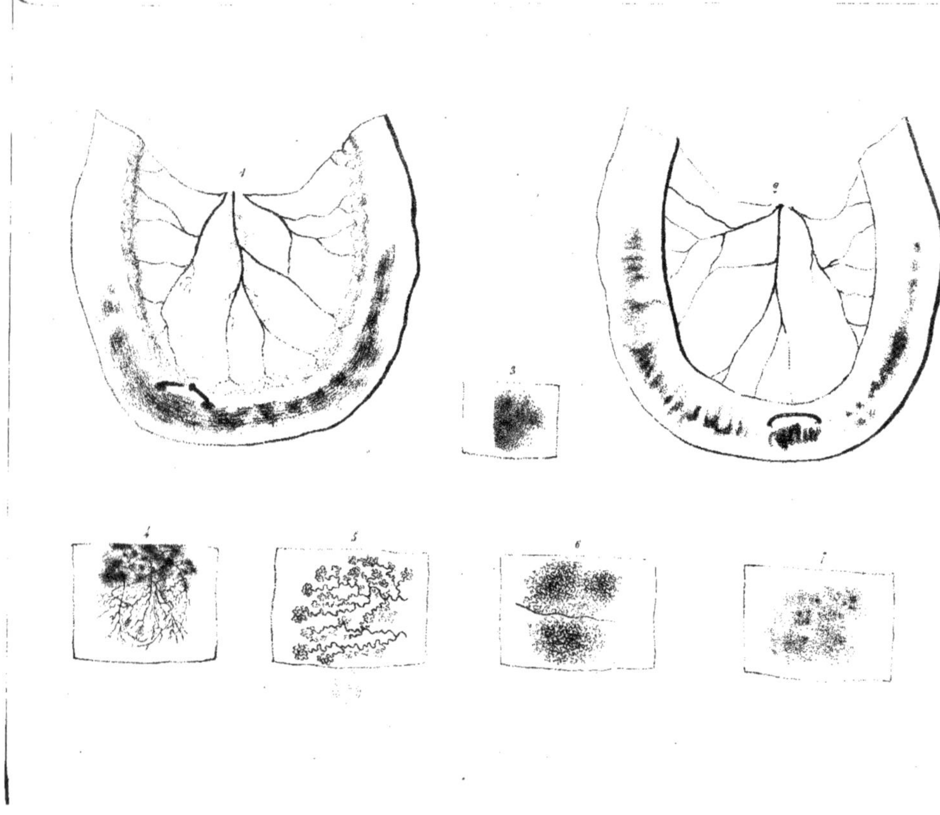
1
2
3
4
5
6
7

www.ingramcontent.com/pod-product-compliance
Lightning Source LLC
LaVergne TN
LVHW012002160826
845678LV00002B/670

* 9 7 8 2 3 2 9 6 6 7 5 8 4 *